Tb 29 13

T 3310
Ho.

MÉMOIRE

SUR LES

FONCTIONS DU FOIE

PENDANT LA DIGESTION,

ET SUR

LES USAGES DE LA BILE

pour

L'ALBUMINE DIGESTIVE,

Par SEMANAS, D. M. P.

MÉDECIN A LYON.

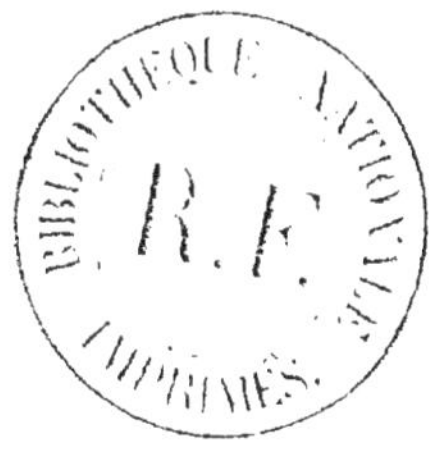

Ce qui est vrai théoriquement ne
saurait être faux expérimentalement.

PARIS

J.-B. BAILLIÈRE, libraire, | GERMER-BAILLIÈRE, libraire,
rue Hautefeuille. | rue de l'Ecole-de-Médecine, 17.

A LYON

Chez CHARLES SAVY jeune , libraire,
Place Bellecour, 14.

1851.

Chanoine, imprimeur à Lyon, 18, place de la Charité.

AVANT-PROPOS.

Ce mémoire a été présenté aux deux Académies des Sciences et de Médecine de Paris, qui ont bien voulu se charger de l'examiner (*V. les Comptes rendus des journaux de médecine :* juillet et août 1851).

En attendant la décision de ces corps savants,

nous avons cru qu'il n'y avait aucun inconvénient à publier dès à présent ce mémoire.

L'importance du sujet et la pensée que notre travail pourrait peut-être devenir le point de départ de recherches analogues plus complètes, nous ont engagé à hâter cette publication pour laquelle nous réclamons toute l'indulgence du lecteur.

Lyon, ce 1er septembre 1851.

SEMANAS.

MÉMOIRE

SUR LES

FONCTIONS DU FOIE

PENDANT LA DIGESTION,

ET SUR

LES USAGES DE LA BILE

POUR L'ALBUMINE DIGESTIVE.

—◦—

Ce qui est vrai théoriquement ne saurait être
faux expérimentalement.

PRÉLIMINAIRES.

Moins que personne nous ne voudrions amoindrir
l'importance de la méthode expérimentale des vivisections ; moins que qui que ce soit nous ne prétendons
nier les services que cette méthode a rendus et qu'elle
peut rendre encore ; tout ce que nous affirmons, c'est

1

que cette méthode, aussi bien que toutes celles qui mènent à la connaissance de la vérité, a besoin de se renfermer dans de certaines limites au delà desquelles il n'y a plus que confusion et erreur.

Au nombre des résultats bien capables de mettre en garde contre l'inconvénient qu'il y a d'exiger de l'art des vivisections plus qu'il ne peut donner, nous citerons le suivant que tout le monde a pu lire, (*V. Gazette méd.* de Paris, 1851 n° 26, Comptes rendus de l'Académie des Sciences du 23 juin) intitulé : *De l'inutilité de la bile dans la digestion.*

L'énoncé seul de ce travail dans lequel l'auteur a cherché à démontrer que la bile n'était rien moins que indispensable à la digestion, et par suite aux actes de réparation qui en dépendent, nous a semblé une assertion tellement étrange, si fort en opposition avec les idées généralement reçues comme aussi avec les nôtres propres, que nous n'avons pu nous empêcher de devancer une publication que nous comptions ne faire que plus tard, afin de présenter sur ce sujet un sommaire de notre opinion et de nos recherches.

N'est-ce pas une étrange assertion, en effet, que celle qui affirme qu'un organe tel que le foie, dont le volume, les connexions, la constance chez l'homme et dans l'échelle des êtres, etc. sont si considérables, aboutit par sa fonction la plus apparente, celle de la sécrétion biliaire, à une *inutilité?*

Déclarons tout de suite que notre intention n'est point de faire le procès à l'expérience sur laquelle l'auteur fonde son assertion. Nous acceptons au contraire cette expérience telle qu'elle est présentée, et croyons fermement à l'exactitude de tous ses détails (*V.* Comptes rendus *loc. cit.*) Eh bien! malgré tout cela, nous ne craignons pas de le dire, cette expérience ne prouve nullement ce qu'on a voulu lui faire prouver, à savoir : l'inutilité de la bile dans la digestion.

Pour être en droit de soutenir la vérité d'un tel résultat, il faudrait qu'il fût prouvé au préalable : 1° que la digestion se passe tout entière dans l'intestin, et non ailleurs, en partie du moins ; 2° qu'il n'y a de bile utile à la digestion que celle qui émane des conduits hépatiques et cystique.

Dans le cas contraire, et si, comme nous espérons le démontrer tout à l'heure, certains temps de la digestion que nous caractériserons plus loin, se passent non dans l'intestin, mais bien au sein du foie ; si, d'autre part, la portion des aliments dont la digestion se réalise dans le foie trouve en même temps dans cet organe la portion de bile qui lui est nécessaire, portion dont le surplus seulement se rend dans les conduits hépatiques, il ressort manifestement qu'en faisant écouler au dehors, comme dans l'expérience précédente, cette dernière portion, on ne prive point, à proprement parler, la digestion de la bile qui lui était nécessaire, on écoule seulement au dehors celle qui, pour le moment du moins, se trouve en grande partie inutile à la digestion.

Dans ce dernier cas, l'expérience ci-dessus, au lieu d'être intitulée d'une manière générale : *De l'inutilité de la bile dans la digestion*, devrait être modifiée dans son titre comme il suit : *De l'inutilité des biles hépatique et cystique dans la digestion.*

Nous verrons que ce titre, ainsi modifié, est le seul qui concorde rigoureusement avec l'expérience précitée. En attendant, nous allons discuter ci-après successivement les deux propositions suivantes :

A. La digestion ne se passe pas tout entière dans l'intestin. Il y a certains temps de cet acte (ceux qui se rapportent à la préparation et à l'absorption des matériaux alimentaires) qui, pour les matériaux *albumineux* en particulier, se réalisent au sein du foie.

B. Pendant la digestion, la bile est nécessaire dans le foie et hors du foie.

Dans le foie, les usages de la bile sont de préparer

5

les matériaux alimentaires albumineux en vue de leur absorption par les lymphatiques du foie. Les sources qui amènent à cet effet la bile dans le foie sont consamment au nombre de deux : l'artère hépatique et la veine splénique.

Hors du foie, à savoir, dans l'intestin, les usages de la bile sont encore plus ou moins semblables aux précédents ; ils sont seulement infiniment moins importants comme l'expérimentation le prouve. (*Voir à la fin.*) On sait d'ailleurs que la bile est transmise hors du foie par les conduits hépatiques et cystique.

CHAPITRE I.

A. La digestion, telle qu'elle est encore généralement comprise aujourd'hui, est un acte qui, commencé
dans l'estomac, se termine en entier dans l'intestin.

L'estomac triture, dissout, en un mot, réunit les aliments (1) ; l'intestin en opère le départ et les absorbe.

La digestion, comprise ainsi, n'est, à vrai dire, connue qu'à moitié.

Ce qui a contribué jusqu'ici à perpétuer une connaissance aussi incomplète de la digestion, ç'a été, à

____

(1) Il est entendu que nous faisons abstraction de la trituration
buccale.

n'en pas douter, l'obscurité profonde qui a régné et qui règne encore touchant les fonctions du foie.

Sans avoir la prétention d'apporter dans cette question toutes les lumières suffisantes, nous espérons du moins pouvoir lever un petit coin du voile. D'autres après nous achèveront et compléteront, nous n'en doutons pas, la solution de ce problème important entre tous.

Dans une brochure récente et fort sommaire, intitulée : *Recherches sur la nutrition et la sécrétion étudiées dans la rate et le foie*, etc. Paris et Lyon 1850, nous avons essayé d'éclairer les phases principales de la digestion par l'analogie de ce qui se passe du côté de la récrémentition. Car, suivant nous (*Op. cit.*) la digestion et la récrémentition sont deux opérations absolument identiques au fond et qui ne diffèrent entre elles que par des caractères fort secondaires de forme, de siége et de temps. Partant de là, il suffisait que l'un fût connu dans ses phases et procédés essentiels pour que aussitôt l'autre fût connu de même.

C'est grâce à cette méthode fort simple d'investigation que nous sommes arrivé, pour l'opération digestive considérée dans ses phases et procédés essentiels, à des résultats nouveaux et plus complets que ceux qui ont cours actuellement dans la science. Les fonctions du foie, en particulier, dans ce qui se rapporte à la digestion en ont reçu, nous le croyons du moins, un éclaircissement notable. Ne pouvant répéter ici tout ce que nous avons dit à cet égard dans ladite brochure à laquelle nous renvoyons, nous nous bornerons à consigner les résultats obtenus, sauf à les discuter ensuite sommairement.

La digestion, telle que nous la comprenons, se compose essentiellement de trois temps principaux, à savoir : *a.* la réunion des aliments, qu'on peut appeler la digestion commençante ; *b.* la préparation des aliments, qui est la digestion proprement dite ; *c.* l'absorption des aliments ou la digestion confirmée.

La réunion des aliments, qui comprend leur trituration, leur dissolution, etc. appartient en totalité à l'estomac qu'on peut définir à ce point de vue : l'organe de réduction des matériaux réparateurs alimentaires à une forme plus simple et plus générale. (*V. Op. cit.* prop. 115.)

La préparation et l'absorption des aliments, qui comprennent le départ, à l'aide de liqueurs *ad hoc*, des matériaux en ceux assimilables et non assimilables, puis leur assimilation ou absorption digestive proprement dite se passent partie dans l'intestin, partie ailleurs.

C'est ici que le foie intervient.

Auparavant, et pour qu'il puisse intervenir sur les matériaux de son ressort (albumine), ceux-ci sont absorbés provisoirement dans tout le parcours de l'intestin par les radicules veineuses intestinales, et, de là, charriés jusqu'au sein du foie.

Alors seulement commence l'intervention active du foie : 1° à l'aide de la bile qu'il sécrète incessamment de tous les points de son parenchyme, laquelle se mêle aux matériaux albumineux apportés, et les dissout de la manière que nous dirons plus tard ; 2° à l'aide de ses lymphatiques propres, qui, le mélange ci-dessus achevé, opèrent du tout l'assimilation ou absorption digestive hépatique.

Quant à l'intestin, ce dernier ne prépare et n'absorbe digestivement que la portion du bol alimentaire destinée à l'entretien des organes de nutrition, à savoir : la fibrine et aussi la graisse émulsionnée par le suc pancréatique, suivant M. C. Bernard.

Tel est, en bloc, le double rôle de l'intestin et du foie pendant la digestion, rôles que nous exprimions (*Op. cit.* prop. 143) en disant : *Le foie est l'organe principal des élaborations et absorptions lymphatiques pour la sécrétion,* au même titre que *l'intestin est l'organe principal des élaborations et absorptions lymphatiques pour la nutrition.*

Remarquez que nous disons : le foie est l'organe principal des élaborations et absorptions lymphatiques pour *la sécrétion*, et non pour *les sécrétions*, comme cela a été imprimé, par suite d'une erreur, dans notre brochure. (*V. loc. cit.*)

C'est que, en effet, par ces mots, *les sécrétions*, on pourrait croire que nous voulons faire entendre que le foie est chargé de pourvoir aux produits sécrétés par les divers organes sécréteurs de l'économie. Chose qui ne serait ni plus ni moins qu'absurde, les produits sécrétés tirant leur variété de la variété même de l'organe sécréteur et ne pouvant par conséquent être préparés à l'avance par un organe unique.

En disant que le foie est l'organe principal des élaborations et absorptions lymphatiques pour la sécrétion, nous voulons faire entendre que le foie pourvoit digestivement à là réparation des organes qui sécrètent, au même titre que l'intestin pourvoit, digestivement aussi, à la réparation des organes qui se nourrissent.

La sécrétion, en effet, envisagée comme acte fondamental de l'organisation, est une dans ses éléments intimes, de même que la nutrition, bien que de forme variable d'un organe à l'autre, est une dans ses éléments constitutifs essentiels. (*V. Op. cit.* prop. **10** et *sq.*) Or, tandis qu'à ce point de vue il est permis de poser en principe que dans tous les organes nutritifs la partie qui se nourrit est de nature fibreuse et emprunte au sang des matériaux fibrineux, il ne nous paraît pas moins licite de dire de la même manière que dans tous les organes sécréteurs la partie qui sécrète, abstraction faite de siége, de forme et d'usages, est de nature albumineuse et réclame pour son entretien des matériaux sanguins albumineux.

C'est là pourquoi, de la même manière qu'il y a un organe digestif nutritif (l'intestin et ses sucs), puis des vaisseaux absorbants (chylifères), pour préparer et absorber les matériaux nutritifs ou fibrineux, il y a aussi un organe digestif sécréteur (le foie et sa bile), puis des vaisseaux absorbants (les lymphatiques hépatiques) pour préparer et absorber les matériaux sécrétoires ou albumineux.

En résumé, pour nous, préparation et absorption intestinales, préparation et absorption hépatiques, tels sont les quatre temps qui, groupés parallèlement deux à deux, fondent deux phases essentielles (*Voir plus haut*) de la digestion chez l'homme.

La préparation et l'absorption digestives intestinales, à part quelques circonstances de détail, ne font depuis longtemps doute pour personne, quant à la connaissance des instruments qui y prennent part.

13

La préparation et l'absorption digestives hépatiques
sont, au contraire, aujourd'hui, absolument inconnues.

Nous parlerons, dans un second chapitre destiné aux
usages de la bile, de la préparation digestive hépatique ou biliaire.

Examinons maintenant l'absorption digestive hépatique.

En premier lieu, il n'est peut-être pas inutile d'éta-
blir d'une manière générale que l'intervention du foie
dans l'acte digestif n'est pas indirecte et seulement
accessoire, comme on est généralement disposé à le
croire, mais qu'elle est directe et principale, en tant
que constituant, comme nous l'avons dit, un acte tout
à fait distinct et nécessaire de la digestion.

C'est là ce que l'anatomie comparée est très-propre
à mettre complétement hors de doute.

Au delà des vertébrés, si l'on va à la recherche du
foie, on voit que ce dernier perd d'abord de son volume,
puis de son individualité, pour n'être plus, dans plu-
sieurs *annélides*, qu'une partie des parois alimentaires.
(Cuvier, *Anat. comp.* t. 5, page 369.)

Que signifie ce résultat interprété au point de vue
de l'intervention du foie dans la digestion ?

Il signifie, si je ne me trompe, que cette intervention est directe et de toute nécessité, puisque là où le foie a disparu comme individu, on le retrouve encore dans les parois alimentaires au sein desquelles il vient se mettre directement en contact avec les aliments de son ressort. Il fallait, en outre, que la présence du foie fût bien nécessaire à tout ou partie de l'assimilation digestive pour que là où les aliments ne peuvent plus aller trouver le foie, ce fût le foie qui vînt trouver les aliments.

A mesure qu'on remonte dans l'échelle des êtres, la nutrition et la sécrétion allant se dédoublant et s'isolant de plus en plus l'une de l'autre, le foie, organe sécréteur, s'individualise et s'isole des parois nutritives intestinales, jusqu'à l'homme, où il en est le plus distinct que possible. (*Voir notre broch. cit.* prop. 3 et *sq.*)

A cause de son isolement, il ne faudrait pas croire que le foie chez l'homme abdiquât la plus petite partie de ses droits à l'intervention digestive; cette intervention est, au contraire, là de sa part tout aussi immédiate que chez les animaux les plus inférieurs, à cela près que le foie, ne pouvant aller trouver les aliments de son ressort, ce sont ces derniers qui viennent se mettre en contact avec lui.

La veine-porte et la disposition anatomique qu'on lui connaît n'ont certainement pas d'autre but.

Voilà pour l'intervention digestive directe du foie, envisagée d'une manière générale.

Arrivons maintenant à l'absorption digestive du foie en laquelle réside le but capital et définitif de l'intervention dont nous venons de parler.

Cette absorption, nous disons que ce sont les *lymphatiques du foie* qui seuls y président. Voyons donc les preuves de cette absorption.

Dans quelques années, alors que les fonctions du foie seront devenues plus familières qu'aujourd'hui, on pourra s'étonner à bon droit d'une chose, c'est que l'absorption lymphatique du foie, fonction si importante dans cet organe anatomiquement et physiologiquement, ait pu rester si longtemps méconnue ou négligée.

A l'appui de la réalité et de l'importance de cette absorption, nous passerons rapidement en revue trois ordres de faits, à savoir : faits anatomiques, faits d'induction physiologico-pathologiques, faits d'expérimentation.

Le fait anatomique capital qui dépose en faveur de l'absorption lymphatique du foie gît dans la disposition bien connue et le nombre véritablement prodigieux des lymphatiques de cet organe. Il est vraiment étonnant que parmi les observateurs qui ont constaté à l'envi ce fait anatomique, fait qui ne se répète que pour l'intestin, aucun d'eux n'y ait vu l'indication formelle d'une analogie de fonctions entre l'intestin et le foie.

Car, après tout, si le foie a été pourvu, à l'égal de l'intestin, d'un riche appareil lymphatique, ç'a été, suivant toute probabilité, dans le but de lui permettre d'exercer, comme l'intestin, une absorption active et importante. Or, aux dépens de quels matériaux cette activité d'absorption lymphatique du foie pourrait-elle trouver à s'exercer ?

Aux dépens des matériaux de l'artère hépatique ? Cela est peu probable, si on en juge surtout par le défaut de proportionnalité patent entre ladite artère et les lymphatiques du foie.

Serait-ce aux dépens des matériaux charriés par la veine-porte ? Pour ce qui est des matériaux veineux apportés par cette veine, cela ne pourrait être admis, puisque on sait qu'ils ne font que traverser le foie pour rejoindre la circulation générale, et que, d'autre part, il est sans exemple dans l'organisme de voir les lymphatiques absorber directement des matériaux veineux.

C'est ici qu'on est en droit de se demander si la veine-porte ne conduit au foie que les matériaux veineux. Si cette veine dont les bouches radiculaires exercent une

absorption si puissante dans toute l'étendue de la sur-
face interne de l'intestin n'a pas pour mission d'y
puiser aussi, au moment de la digestion en particulier,
certains produits alimentaires dont la préparation et
l'absorption digestives appartiennent en propre au foie
et aux lymphatiques du foie.

Dans cette dernière hypothèse, la situation et le tra-
jet de la veine-porte, son volume en rapport de capacité avec celui des lymphatiques du foie, s'expliquent
naturellement et de la manière la plus simple. De cette
façon, en effet, ainsi que nous l'avons écrit quelque
part (*V. Op. cit.* prop. 141), la veine-porte ne serait,
à proprement parler, qu'un *estomac secondaire* pour
certains matériaux digestifs du ressort de la préparation et en particulier de l'absorption lymphatique
hépatiques.

Quels sont ces matériaux? Nous les avons déjà en
partie désignés *à priori* (*V. plus haut*, et *Op. cit.* prop.
139), en disant que c'étaient des matériaux *albumineux*.

Nous verrons plus loin que ces matériaux ne sont
probablement pas les seuls que la veine-porte enlève
au bol alimentaire pour le compte des lymphatiques
du foie.

Pour ne parler que des matériaux alimentaires albumineux, et étant admis pour un instant que le foie,

par l'intermédiaire de la veine-porte , se trouve être l'organe central de l'absorption lymphatique desdits matériaux ; certains faits pathologiques, grâce à l'interprétation facile et claire qu'ils en reçoivent , vont tout aussitôt imposer à cette admission une certitude trèsgrande.

Supposons la digestion en pleine activité.

Les matériaux albumineux enlevés à l'intestin par la veine-porte débouchent comme à l'ordinaire dans le foie. Or, voici que , par suite d'une perturbation nerveuse produite par une frayeur, une lésion cérébrale , en un mot, une cause quelconque , les lymphatiques du foie cessent momentanément leur fonction absorbante. Que va-t-il arriver ?

L'albumine digestive , continuant de s'accumuler dans le foie, et ne trouvant plus dans les lymphatiques de cet organe son débouché habituel , stationnera , de toute nécessité, dans le système veineux hépatique. Là, il ne répugne nullement d'admettre que ce dernier système , pouvant remplacer par son absorption propre le système voisin devenu inactif, s'emparera de l'albumine digestive qui pénétrera ainsi d'emblée dans la circulation veineuse générale.

Croit-on qu'il soit indifférent que l'albumine digestive pénètre de cette manière ou de l'autre dans la circulation générale ?

Non, certes ! Et la preuve, c'est que cette albumine qui n'a pas reçu l'élaboration organisatrice que les lymphatiques seuls peuvent lui transmettre, arrivant au sein des tissus et organes sécréteurs qu'elle est chargée de réparer, trouvera l'assimilation réparatrice de ces tissus et organes complétement réfractaire. En d'autres termes, cette albumine restée impropre à l'assimilation réparatrice sécrétoire s'épanchera au sein des divers organes et tissus sécrétoires, c'est-à-dire partout.

De plus, cet épanchement, cela va sans dire, se traduira diversement suivant la variété anatomique de l'organe et du tissu sécréteurs au sein desquels il sera produit. Ainsi, au sein des tissus ou sécréteurs interstitiels, ce sera de l'œdème ; au sein des séreuses splanchniques, ce sera de l'épanchement ; enfin au sein des organes sécréteurs dont le produit s'écoule au dehors, tels que le rein par exemple, ce sera de l'albuminurie.

Pour n'envisager que le rein. Admettez, chose trop souvent commune, que l'arrêt dont nous avons parlé tout à l'heure du côté de l'absorption lymphatique du foie, au lieu d'être temporaire, passe à l'état de permanence.

Bientôt le passage incessant dans le rein de cette albumine non élaborée, faisant office de corps étranger, le rein se congestionnera et augmentera de volume,

1er *degré ;* plus tard, sous la continuité d'action de la même cause, la congestion du rein deviendra de l'inflammation , 2e *degré ;* puis de l'ulcération avec dépôt granulé d'albumine, 3e *degré* , etc. etc.

Si je ne me trompe, nous venons d'assister par la pensée à la création de toutes pièces des altérations successives rénales qui forment le caractère de l'affection qu'on est convenu d'appeler *néphrite albumineuse.*

Admettez au contraire que l'arrêt de l'absorption lymphatique du foie, après avoir duré un temps variable mais non trop long, vienne à disparaître.

Avec le retour de l'absorption normale de l'albumine digestive , disparaîtront les épanchements généraux d'albumine de tout à l'heure. Ainsi, du côté des reins, l'urine cessera d'être albumineuse. Du côté des tissus et des cavités splanchniques, l'œdème et les épanchements albumineux une fois résorbés ne se reproduiront plus. Finalement, de l'état pathologique général qu'avait provoqué ce dérangement de l'absorption albumineuse hépatique, il ne restera plus de trace.

Notez que nous venons de dire : l'œdème et les épanchements albumineux une fois résorbés, etc.; mais à l'aide de quels vaisseaux cette résorption aura-t-elle lieu ?

A l'aide des lymphatiques périphériques et splan-

chniques , assurément. Car ce sont seulement ces
derniers vaisseaux qui pourront donner à l'albumine
épanchée le degré d'élaboration qui lui avait manqué
jusque là pour acquérir droit de cité.

Remarquons en passant combien la nature est pré-
voyante, et avec quelle admirable simplicité elle com-
bine tous ses actes.

Une cause vient d'empêcher à l'albumine digestive
de trouver sa voie d'absorption habituelle dans le foie :
immédiatement les veines hépatiques suppléent à ce
défaut fonctionnel en s'emparant du produit délaissé.
À la vérité, cette substitution de fonction ne réparera
qu'en partie le défaut fonctionnel, puisque de cette
substitution va surgir un produit inassimilable, produit
étranger par conséquent, et capable d'opérer maintes
lésions dans l'organisme sécréteur.

En revanche, dans l'organisme sécréteur, partout où
sera déposé le produit étranger, se trouvera soit une
issue qui permettra l'évacuation du produit au dehors,
soit des lymphatiques qui rétabliront immédiatement
ce produit dans les conditions d'assimilation voulues.

De telle sorte, que vienne un temps d'arrêt ou d'éloi-
gnement définitif de la circonstance première, cause de
l'obstacle à l'absorption physiologique du foie , et
immédiatement la nature aura en mains tous les

moyens de se suffire à elle-même et de rétablir l'état primitif.

Pour revenir à l'absorption albumineuse des lymphatiques du foie, on voit combien cette absorption, une fois admise comme phénomène courant et physiologique, se prête à l'explication de certains faits restés jusqu'ici fort obscurs, touchant le point de départ et le mode de développement de l'albuminurie et en particulier de la néphrite albumineuse.

En d'autres termes, et si à cet égard nos prévisions se justifient, ce ne sera donc plus désormais dans l'altération des reins, ni même dans une altération primitive du sang, qu'on devra chercher le point de départ de l'albuminurie et de la néphrite albumineuse. Ce point de départ devra être cherché dans le foie, parce que c'est là que l'arrêt, plus ou moins complet et permanent de l'absorption albumineuse physiologique venant à se produire, peut amener l'altération albumineuse du sang d'abord, puis les épanchements séro-albumineux qui en sont la conséquence ; épanchements que les organes sécréteurs en général, et le rein en particulier, ne font que traduire par les lésions qu'on connaît.

Hâtons-nous d'ajouter, pour répondre à ceux qui argumenteraient de l'état parfaitement sain du foie dans nombre de cas d'albuminurie et de néphrite albumineuse, que ce dernier organe, pour être fort souvent le point de départ desdites affections, n'est pourtant pas le seul qui puisse les produire.

Un autre point de départ entièrement conforme au précédent, anatomiquement et physiologiquement, quoique différent par son siége, préside au moins aussi souvent que les lymphatiques du foie, au développement des affections albuminuriques. C'est là ce que nous nous réservons de démontrer prochainement dans un second travail.

Nous abordons les faits d'expérimentation dont nous avons parlé et qui terminent notre démonstration de l'absorption albumineuse des lymphatiques du foie.

A l'appui de ladite absorption, nous venons d'invoquer le fait des maladies albumineuses, en avançant que fort souvent, lorsque ces dernières se produisent, c'est que l'absorption de l'albumine, au lieu de se faire par les lymphatiques du foie se réalise par les veines du même organe.

Restait à transporter cette hypothèse dans le champ de l'expérimentation, à essayer, en d'autres termes, de produire l'albuminurie de toutes pièces, en injectant directement de l'albumine dans le système veineux général.

Cette expérience est précisément celle qu'a réalisée

récemment avec succès M. le professeur C. Bernard, à l'occasion d'un travail intitulé : *Rôle de l'appareil chylifère dans l'absorption des substances alimentaires.* (*V. Gazette méd. de Paris*, 1850, n° 50, Comptes-rendus de l'Académie des Sciences.)

Le même travail, dont nous donnons plus bas, d'après la *Gazette*, le résumé succinct, va nous être utile, en outre, si nous parvenons à montrer que le rôle que nous faisons jouer aux lymphatiques du foie pendant la digestion explique facilement, de ce travail, les points les plus intéressants restés tout à fait obscurs ; car cette facilité d'explication ne peut que servir de preuve indirecte à la réalité dudit rôle.

Le savant physiologiste s'était proposé de fixer par des expériences directes la nature des principes nutritifs qui sont absorbés et charriés exclusivement par les chylifères (je cite textuellement, *Loc. cit.*) dans le but de préciser la signification du mot *chyle* et de déterminer s'il existe réellement des substances alimentaires qui échappent d'une manière absolue à l'absorption veineuse et évitent par conséquent de passer par le foie avant d'arriver au poumon (1).

---

(1) Il est bien vrai de dire que les substances alimentaires qui échappent à l'absorption veineuse intestinale et, par suite, ne traversent pas le foie, échappent d'une manière absolue à l'absorption veineuse.

Mais il ne s'ensuit pas nécessairement de là, comme on pourrait

L'auteur, après avoir montré que les aliments sou-
mis à la digestion se réduisent finalement à trois substances : le sucre, l'albumine et la graisse émulsionnée,
pratique les expériences suivantes sur ces trois substances.

Les expériences qui portent sur les deux premières
substances étant suffisantes à notre démonstration ,
nous les mentionnerons seules.

M. Bernard ingère d'abord du sucre dans l'estomac
de divers mammifères. Plus tard , cherchant à le re-
cueillir, il constate que le chyle s'en montre constamment dépourvu , tandis qu'il le retrouve en entier dans
le sang de la veine-porte. Il conclut de là que le sucre,

en inférer du laconisme de l'auteur, que pour les substances alimentaires absorbées par la veine-porte et qui , par conséquent,
traversent le foie , celles-ci restent définitivement acquises à l'absorption veineuse.

Cela ne pourrait se comprendre que si l'on faisait abstraction
complète des lymphatiques du foie. Dans le cas contraire, et pour
peu qu'on voulût se ressouvenir de ces vaisseaux et de leur faculté
d'absorption, il ressort manifestement que certaines substances
alimentaires, après avoir été absorbées par la veine-porte, peuvent
fort bien traverser le foie et échapper néanmoins à l'absorption
veineuse définitive , en prenant pour cela la voie des lymphatiques dudit organe. C'est là en effet, comme on le verra , ce qui a
lieu pour l'albumine en particulier.

dans le canal digestif, est exclusivement absorbé par la veine-porte et conséquemment traverse le foie.

D'un autre côté, injectant le même sucre dans le système veineux général d'un chien, il reconnaît que cette substance, loin d'être assimilée, est rejetée au bout de quelques instants par l'excrétion urinaire. (*V. loc. cit.*)

En comparant les résultats de ces deux expériences, M. Bernard en conclut que si dans le second cas le sucre n'a pas été assimilé, c'est qu'il est parvenu d'emblée dans la circulation générale sans passer par le foie. D'où il suit qu'on peut dire que le passage du sucre à travers le tissu hépatique a pour effet d'imprimer à cette substance une modification physiologique importante en rapport probable avec son assimilation.

Mais quels sont, de cette modification, les éléments hépatiques qui y concourent essentiellement? M. Bernard n'en dit mot.

Nous tâcherons de le dire tout à l'heure. Poursuivons et passons aux expériences suivantes.

Ici il s'agit de l'albumine.

« En injectant dans la veine jugulaire d'un chien ou
« d'un lapin un peu d'albumine étendue d'eau, on
« constate, quelque temps après, que les urines sont
« devenues albumineuses.

« Cette expérience démontre, suivant M. Bernard,
« que l'albumine d'œuf n'est probablement pas iden-

« tique à l'albumine du sang, et qu'elle a besoin, pour
« être appropriée à l'organisme, d'éprouver une mo-
« dification préalable. Or, le passage par le tissu du
« foie suffit pour opérer cette modification nécessaire
« à l'assimilation de la matière albumineuse, car si on
« l'injecte par la veine-porte, elle reste dans le sang
« et ne se retrouve pas dans l'excrétion urinaire.

« Ces expériences, ajoute M. Bernard, tendent donc
« à démontrer que l'albumine est absorbée exclusive-
« ment par la veine-porte. Elles apprennent, en outre,
« que le sucre de canne et l'albumine se comportent
« de la même manière, et que ces deux substances
« ont besoin, pour être assimilées, de recevoir l'in-
« fluence préalable du foie. »

Mais encore ici quelle sorte d'influence et à l'aide de
quels éléments du foie ? Toujours même silence.

Auparavant que d'y suppléer, constatons que les
expériences que nous venons de rapporter sont telles
qu'on les dirait vraiment instituées tout exprès pour
prouver la plus grande partie de ce que nous avons
avancé précédemment.

Ces expériences mettent en effet hors de doute le
rôle que nous avons attribué à la veine-porte de con-
duire certains matériaux alimentaires au foie. De plus,
il se trouve que parmi ces matériaux, l'albumine que

nous avions désignée d'une manière formelle, est un de ceux que la veine-porte charrie manifestement.

Enfin elles confirment, comme nous l'avons dit, ce que nous avons avancé touchant le pouvoir qu'a l'albumine, pénétrant d'emblée dans la circulation générale, de produire l'albuminurie de toutes pièces. Elles montrent, de plus, qu'un pouvoir analogue appartient au sucre placé dans les mêmes circonstances pour produire le diabète sucré.

C'est précisément sur le plus important, à savoir : sur l'influence du foie sur les aliments et sur les éléments hépatiques qui réalisent cette influence que les expériences en question restent absolument muettes.

Fort des considérations qui précèdent, jointes à celles que nous avons développées ailleurs (*V. notre brochure cit.*) nous croyons pouvoir combler en partie cette lacune, et dire : L'influence que le foie exerce sur les substances alimentaires transmises au sein de son tissu par la veine-porte est de deux sortes.

Primo. Une influence toute élaboratrice et appropriée à la faculté absorbante de ses lymphatiques propres. La *bile* ici, cela est probable, y a la plus grande part. Nous reviendrons tout à l'heure sur ce point, en ce qui touche au moins l'albumine.

Secundo. L'influence non moins importante, celle de laquelle dépend essentiellement la qualité nécessaire aux substances alimentaires pour être assimilées, c'est celle qui résulte de *l'absorption lymphatique du foie.*

En conséquence, si dans les expériences précédentes le sucre et l'albumine injectés directement dans le système veineux général déterminaient l'une le diabète sucré, l'autre l'albuminurie, c'est bien, en effet, parce que ces substances, pénétrant de cette manière dans la circulation, agissaient au sein des reins comme corps étrangers.

Mais, d'un autre côté, lorsque les mêmes substances absorbées ou injectées dans la veine-porte cessaient d'agir comme corps étrangers et devenaient assimilables, ce n'est point seulement parce qu'elles avaient traversé le foie d'une manière ou d'une autre, mais parce qu'elles l'avaient traversé physiologiquement, c'est-à-dire par la voie des lymphatiques hépatiques.

Supposez, au contraire, qu'elles l'eussent traversé par la voie des veines sus-hépatiques, et très-certainement alors l'albuminurie et le diabète se fussent reproduits comme devant.

C'est qu'il est en effet une grande loi de physiologie organique qui, pour n'être consignée nulle part, n'en est pas moins certaine, à savoir : que pour toutes les substances, sans exception, destinées plus tard à l'assimilation réparatrice des organes, la voie des lymphatiques est la seule voie normale, physiologique, à l'opposite des veines qui ne sont, pour tous les cas, que des conducteurs provisoires ou *diverticulum* des mêmes substances.

C'est là ce que nous avons exprimé nettement (*Op. cit.* prop. 149, IX et XV) en disant : *Les lymphatiques sont les absorbants reconstitutionnels des organes ; les veines en sont les absorbants diverticulum.*

Nous croyons avoir, par les considérations qui précèdent, sinon tout à fait démontré, du moins rendu très-acceptable, la moitié de la proposition, objet de ce chapitre, par laquelle nous déclarions qu'il y a certains temps de la digestion (ceux qui se rapportent à la préparation et à l'absorption des matériaux alimentaires) qui, pour les matériaux albumineux en particulier, se réalisent au sein du foie.

Nous venons de discuter ce qui est relatif à l'absorption, et de montrer que les instruments probables de cette absorption sont les lymphatiques du foie.

Reste ce qui se rapporte à la préparation que le foie exerce au préalable sur les matériaux alimentaires de son ressort, en vue de leur absorption lymphatique.

Cette action est toute biliaire. Limitée aux matériaux albumineux, elle va faire l'objet du chapitre suivant.

CHAPITRE II.

B. Pendant la digestion, la bile est nécessaire dans le foie et hors du foie.

Dans le foie, les usages de la bile sont de préparer les matériaux alimentaires albumineux en vue de leur absorption par les lymphatiques du foie. Les sources qui amènent à cet effet la bile dans le foie sont constamment au nombre de deux : l'artère hépatique et la veine splénique.

Hors du foie, à savoir : dans l'intestin, les usages de la bile sont encore plus ou moins semblables aux précédents ; ils sont seulement infiniment moins impor-tants comme l'expérimentation le prouve. On sait, d'ail-

leurs que la bile est transmise hors du foie par les conduits hépatiques et cystique.

De ces deux usages que nous attribuons à la bile
pour l'albumine de la digestion, le premier est le
plus important comme aussi le moins connu; c'est
celui que nous allons examiner.

Et d'abord, du moment qu'on reconnaît que les lymphatiques du foie absorbent certains matériaux alimentaires au même titre que les lymphatiques intestinaux
(chylifères) absorbent certains autres matériaux de
leur ressort;

Du moment qu'on sait, d'autre part, que l'absorption
digestive intestinale est préparée par des sucs sécrétés
ad hoc, il est licite d'augurer que l'absorption digestive
hépatique exige, elle aussi, la présence de sucs sécrétés
affectés à son service propre.

Or, pour le foie, ces sucs ou ce suc, car il est unique,
c'est la bile.

En outre, de même que c'est à l'intérieur de l'intestin, c'est-à-dire en présence des instruments d'absorption, que les sucs sécrétés exercent leur action préparante sur les substances destinées à l'absorption
lymphatique intestinale ou chylifère, de même il est
raisonnable de concevoir que pour le foie, c'est non
au dehors, mais à l'intérieur même de cet organe que
la bile réalise son action préparante sur les substances

alimentaires du ressort de l'absorption des lymphatiques hépatiques.

De cette façon, on le voit, l'analogie entre l'intestin et le foie, si frappante déjà par les éléments anatomiques affectés de part et d'autre à la digestion, se retrouve au même degré par les phases physiologiques qui concourent chez l'un comme chez l'autre à ce but commun.

Nous croirons avoir réussi à démontrer que la bile remplit au sein du foie un rôle important et en rapport avec l'absorption que les lymphatiques du foie exercent sur certaines substances alimentaires, sur l'*albumine* entre autres, si nous parvenons à prouver : *a.* que la bile, pendant la digestion, afflue au sein du foie en quantité beaucoup plus considérable que ne permet de le supposer la capacité relative des conduits hépatiques et du réservoir cystique; *b.* que l'absorption de la bile par les lymphatiques du foie est un phénomène physiologique ; *c.* enfin que la bile possède par sa constitution chimique la plus grande facilité à se mélanger avec l'albumine ; ce mélange, qui a principalement lieu au sein du foie, a pour but de dissoudre l'albumine en vue de son absorption par les lymphatiques hépatiques.

a. On s'accorde généralement à regarder les biles hépatique et cystique comme représentant le produit total de la bile sécrétée par le foie, tandis que nous allons montrer qu'il est infiniment plus probable que les biles hépatique et cystique ne sont que l'excédant et aussi le résidu de la bile sécrétée, lesquels n'étant d'aucun emploi immédiat dans le foie tendent à s'écouler hors de cet organe.

La croyance ci-dessus était une conséquence de cette autre opinion générale, non mieux fondée, à savoir : que les usages de la bile sont entièrement hors du foie et se renferment dans la sphère de l'intestin. Dès lors il paraissait naturel que le foie envoyât et mît en réserve, en vue des besoins de l'intestin, la totalité de son produit biliaire.

Depuis longtemps cependant on avait signalé la quantité fort petite des biles hépatique et cystique, eu égard au volume énorme du foie.

Cette disproportion, qui concordait en partie avec l'opinion de ceux qui regardent l'artère hépatique comme étant l'unique source de la bile dans le foie, embarrassait, au contraire, beaucoup les partisans de l'apport des matériaux bilieux par les veines splénique et mésentérique réunies.

N'ayant pas l'intention de discuter ici le pour et le contre de cette grande querelle encore pendante aujourd'hui, nous nous bornerons à la citation suivante que

nous empruntons à un de nos manuscrits encore iné-
dit. Cette citation, quoique ayant trait plus spécialement à la sécrétion biliaire dont elle expose le mécanisme, montre en même temps quelle est la part
probable des différents vaisseaux du foie dans l'apport
des matériaux biliaires.

« Après avoir exposé comment l'artère hépatique se
« comporte anatomiquement dans le foie, en vue des
« fonctions sécrétoires biliaires, voyons comment la
« même artère s'y comporte physiologiquement, c'est-
« à-dire en vue de la production même de la bile.

« Il résulte de ce que nous avons exposé. . . . .
« . . . . que la bile
« est le corps en vertu duquel les matériaux répara-
« teurs sécrétoires (albumine) maintiennent leur solu-
« bilité au sein de la circulation lymphatique, vei-
« neuse et artérielle. Il suit de là qu'on peut dire que
« sous forme d'excipient ou mieux de dissolvant parti-
« culier, la bile existe dans la circulation à l'état de
« bile *combinée*.
« Considérant, d'un autre côté, qu'au sein des or-
« ganes chaque acte de réparation qui consomme une
« certaine quantité de matériaux réparateurs met né-
« cessairement en liberté la portion de bile qui se
« trouvait combinée auxdits matériaux . . . . .
« Il résulte de tout ceci, par rapport à l'acte physio

« logique en vertu duquel s'opère, au sein du foie, la
« sécrétion biliaire, un mécanisme d'une clarté et d'une
« simplicité vraiment très-grandes.

« Au moyen de l'artère hépatique, l'acte sécrétoire
« biliaire peut se concevoir réduit, en effet, à une
« consommation pure et simple des matériaux compo-
« sant le sang artériel hépatique.

« Mais, demandera-t-on, qui motivera cette con-
« sommation des matériaux constitutifs du sang arté-
« riel hépatique? Les actes nutritifs et sécrétoires
« nombreux auxquels se livre accessoirement l'artère
« durant son parcours à travers le foie. On comprend
« tout de suite que, si comme cela est certain, ces
« matériaux disparaissent au sein du foie, attirés en
« sens divers par des affinités de composition multi-
« ples, la bile qui unissait lesdits matériaux se trouve
« par ce seul fait mise en liberté et coule de toutes
« pièces à l'intérieur des cavités veineuses puis lobu-
« laires, pour se rendre de là dans les conduits hépa-
« tiques. »
« Partant de ce mécanisme physiologique de la sé-
« crétion biliaire, mécanisme qui, pour le résumer,
« consiste essentiellement dans l'épuisement successif
« des matériaux réparateurs composant le sang artériel
« hépatique, et, par suite, dans la mise en liberté de

« l'excipient biliaire qui servait à unir lesdits maté-
« riaux, on pourrait avancer que tous les organes,
« épuisant pareillement pour leur entretien les maté-
« riaux apportés par leur artère, mettent pareillement
« en liberté une portion de bile.

« Cette remarque serait parfaitement exacte. Toute-
« fois nous ferons remarquer que nulle artère, autre
« que l'artère hépatique, ne satisfait au sein d'un
« seul organe à autant d'actes organiques à la fois, que
« ceux que réalise l'artère hépatique au sein du foie,
« en vue de la sécrétion biliaire seule. Ainsi : nutrition
« de la veine porte, nutrition des conduits hépatiques
« et sécrétion accessoire pour ces conduits, nutrition
« de la capsule fibreuse, nutrition de l'enveloppe
« celluleuse des veines hépatiques, etc. N'est-il pas
« évident que la nature a concentré ici, dans un seul
« organe, toutes les variantes de l'acte réparateur, et
« cela, afin de consommer la totalité des matériaux
« artériels, et, par suite, afin de mettre en liberté la
« plus forte somme possible de bile.

« La conséquence de ceci est que, bien qu'on puisse
« dire que tous les organes, en se réparant, produisent
« une portion de bile libre (portion qui disparaît aus-
« sitôt sous forme d'une combinaison nouvelle (récré-
« mentitielle), ainsi que nous le verrons plus loin), il
« n'en reste pas moins évident que le foie est de tous les
« organes celui qui, dans un temps donné, produit la

« plus forte somme de bile libre, et qui, à ce titre,
« mérite le nom d'organe *séparateur biliaire* par
« excellence.

« Au nombre des organes qui mettent en liberté,
« pour leur entretien, une quantité notable de bile,
« nous ne pouvons nous dispenser de parler ici de la
« *rate.*

« Puisque la somme de bile rendue libre par un
« organe est en raison de l'activité réparatrice déployée
« par lui, la nutrition énergique dont la rate est incon-
« testablement le siége autorise à placer cet organe au
« premier rang parmi les organes nutritifs, producteurs
« de bile libre. Ceci justifierait dès lors parfaitement
« l'abouchement spécial et constant de la veine splé-
« nique dans le foie.

« Il suit de là que la veine splénique, à l'état ordi-
« naire et à plus forte raison à l'occasion des concen-
« trations sanguines opérées sur les organes de l'abdo-
« men (comme pendant la digestion par exemple), est un
« *pourvoyeur biliaire* important de la sécrétion hépa-
« tique. . . . .

. « A ce dernier point de vue, on peut dire aussi que
« la veine splénique est l'auxiliaire de l'artère hé-
« patique.

« Il y a cette différence, notable toutefois, que la
« bile charriée par la veine splénique arrive au foie à
« l'état de bile *libre*, ou, si l'on veut, de bile toute

« séparée. . . . . tandis que la bile qui pro-
« vient du sang artériel hépatique, arrive au foie à
« l'état de bile combinée. Cette dernière est donc, à
« proprement parler, la seule qui soit séparée ; ou, ce
« qui est la même chose, sécrétée par le foie. Elle ne
« devient, en effet, bile libre que par suite, comme
« nous l'avons dit, des dépouillements successifs que
« font subir au sang artériel les actes de réparation
« intérieurs et accessoires à l'organe sécréteur hé-
« patique. »

Si l'on en réfère au passage que nous venons de
transcrire, et que l'on tienne pour vrai le mécanisme,
fort acceptable après tout, qu'il expose de l'acte sécrétoire biliaire, on reconnaît que ce mécanisme concilie
en même temps, de la manière la plus heureuse, les
opinions opposées touchant la qualité des vaisseaux qui
portent au foie les matériaux de la bile.

Ces matériaux, ou plutôt la bile elle-même, serait
donc fournie, quoique à des titres divers, à la fois par
l'artère hépatique et par la veine splénique.

Le même passage ne dit rien (car nous l'avons sauté
pour abréger) de la portion intestinale de la veine-porte,
regardée aussi, on le sait, comme une des sources
de la bile.

C'est qu'en effet, si cette dernière portion, comme

l'analogie l'indique, contribue, dans de certaines limites et au même titre sans doute que la veine splénique, à la production de la bile, ce n'est là très-certainement, pour cette portion, qu'un rôle fort secondaire auprès de celui, beaucoup plus important, qu'elle remplit à l'égard du foie par rapport aux aliments du ressort de ce dernier.

Négligeant, pour ce motif, la portion veineuse dont nous venons de parler, il reste donc, pour concourir *spécialement* à la production de la bile dans le foie, l'artère hépatique et la veine splénique, deux vaisseaux dont le rang d'importance mesuré sur la capacité du second surtout, ne saurait être contesté.

Cela posé, nous le demandons, est-il possible d'admettre *à priori* que la totalité de la bile qui provient de ces deux sources (sans parler de la troisième) gagne intégralement les conduits hépatiques et le réservoir cystique?

La plus simple réflexion, aidée de la connaissance exacte de la proportionnalité anatomique des parties, indique le contraire. Elle conduit à soupçonner qu'une portion fort considérable, sinon la plus considérable, de la bile sécrétée par le foie a une autre destination et suit une autre issue.

Quelle est cette issue? C'est là ce que nous allons examiner dans la proposition suivante.

b. L'absorption de la bile par les lymphatiques du foie est un phénomène physiologique.

Sous l'empire de l'idée que les usages de la bile se trouvaient exclusivement renfermés dans la sphère de l'intestin, il était naturel que l'absorption de la bile au sein du foie restât entièrement inaperçue, quoique les preuves à l'appui de cette absorption abondassent pour ainsi dire de tous côtés.

Ces preuves, que nous allons passer rapidement en revue sont physiologiques, pathologiques et chimiques.

En tête des preuves physiologiques, nous placerons ce caractère si connu de certaines organisations qu'on désigne sous le nom de caractère ou tempérament *bilieux*.

Certes, s'il est quelque circonstance capable de démontrer sans réplique l'absorption du produit biliaire, c'est sans contredit l'existence bien constatée des tempéraments dont nous venons de parler. Comment concevoir, en effet, l'existence normale de ces tempéraments autrement qu'en admettant que chez eux les phénomènes de production et d'absorption biliaires s'exercent dans des limites beaucoup plus larges que celles dévolues au reste des hommes.

Inutile de faire remarquer que ces phénomènes normaux, quoique exagérés, de production et d'absorption biliaires ne sauraient avoir d'autre siége principal que le foie.

A la vérité, pour les phénomènes d'absorption biliaire en particulier, rien dans tout ceci n'indique qu'ils aient lieu plutôt par les lymphatiques que par les veines du foie.

L'étude du point de départ de certaine maladie dans laquelle la bile joue le principal rôle apparent, et l'interprétation facile que ce point de départ va recevoir de l'admission que les lymphatiques du foie sont les agents physiologiques de l'absorption biliaire, nous autorisent à trancher cette question dans un sens plutôt que dans l'autre.

Etant admis, en effet, que les lymphatiques du foie sont les agents ordinaires de l'absorption de la bile sécrétée au sein de l'organe hépatique, supposons que sous l'influence d'une cause perturbatrice quelconque l'absorption biliaire par la voie lymphatique vienne à être empêchée, ou plus simplement, que par suite d'un obstacle au cours de la bile dans les conduits hépatiques, celle-ci afflue en telle quantité au sein du foie que l'absorption lymphatique ne puisse plus suffire?

Le trop-plein de la bile ne pouvant plus s'écouler par les conduits et le réservoir ordinaires, que deviendra-t-elle?

Elle deviendra ce que nous avons dit que devenait l'albumine en pareille circonstance ; c'est-à-dire que les veines hépatiques , s'emparant du produit biliaire en excès, le transporteront hors du foie au sein de toutes les parties et organes sécrétoires.

Mais la bile, pas plus que l'albumine ou toute autre substance appelée à jouer un rôle dans l'assimilation réparatrice n'aura acquis, étant absorbée ainsi, droit de cité au sein des organes.

Ceux-ci réagiront donc contre ce produit, et réagiront selon la manifestation qui leur est propre, à savoir : les uns, les reins , l'évacueront au dehors ; les autres, les sécréteurs interstitiels au sein des tissus ; les autres enfin dans les cavités splanchniques , etc. Bref, la bile apparaîtra de toutes pièces avec ses caractères accoutumés dans tous les points du système organique sécréteur, en d'autres termes, ce sera l'*ictère*.

Remarquez que dans tous les points du système où la bile se trouvera ainsi, à proprement parler, évacuée, elle rencontrera soit une issue au dehors , soit d'autres lymphatiques qui la rétabliront immédiatement dans les conditions d'absorption voulues, si bien que l'arrêt ou l'obstacle à l'absorption physiologique de la bile dans le foie étant levé, l'affection ictérique n'aura plus de raison d'être et disparaîtra sans laisser de trace.

Voici donc encore une affection , l'ictère, qui, comme l'albuminurie, comme le diabète , etc. trouve son point de départ naturel dans le foie , grâce à l'admission de l'absorption physiologique des lymphatiques hépatiques (1).

Ce qui précède nous semble démontrer péremptoirement le phénomène physiologique de l'absorption biliaire par les lymphatiques du foie.

Afin d'apporter plus de certitude encore au fait de l'absorption biliaire envisagé seulement , il est vrai, d'une manière générale, nous allons aborder les preuves chimiques annoncées par nous, en transcrivant les passages suivants empruntés aux recherches d'un savant dont le nom fait autorité en pareille matière.

Suivant Liebig, la bile ne saurait être considérée comme un produit *excrémentitiel* , puisqu'on ne la retrouve pas ou qu'on ne la retrouve qu'en quantité trop faible dans les excréments.

---

(1) Il y aurait encore ici une expérience intéressante à faire, et qui n'a pas encore été tentée que nous sachions : ce serait de créer un ictère de toutes pièces ou , au moins , une *cholénurie*, en injectant directement de la bile dans la circulation veineuse autre que celle de la veine-porte.

Nous recommandons cette vérification aux soins des physiologistes vivisecteurs.

45

La bile, suivant le même, est une combinaison organique à base de soude. (J. LIEBIG , *Chimie organique
appliquée à la physiologie et à la pathologie*, page 70.)

« Chez les carnivores, les excréments ne contiennent
« pas de bile ; on n'y retrouve pas non plus de soude ;
« délayés dans l'eau, ces excréments ne lui cèdent
« rien qui ressemble à de la bile, et cependant on
« sait que la bile est soluble dans ce liquide en toutes
« proportions. » (*Op. cit.* page 69.)

Ailleurs l'auteur ajoute : « Si la bile était destinée à
« être tout simplement rejetée, nous devrions la re-
« trouver intacte ou modifiée dans les excréments
« solides, et dans tous les cas, on découvrirait dans
« ceux-ci la soude de la bile. Mais, sauf un peu de sel
« marin et de sulfate de soude, qui sont les principes
« de tous les liquides animaux, on ne rencontre dans
« les excréments solides aucune trace de combinaison
« sodique.

« Ainsi, nous le répétons, *la soude de la bile re-*
« *tourne des* intestins *dans l'organisme, et cela doit*
« *se dire conséquemment aussi des substances* orga-
« niques *restées en combinaison avec cette soude.* »
(*Op. cit.* page 71.)

Nous avons souligné ce dernier alinéa qui est des
plus remarquables, en tant qu'il énonce en substance,

sauf les rectifications ci-après, tout ce que nous établirons tout à l'heure à l'égard du rôle de la bile. Pour cela, il n'y a qu'à changer dans ce passage et mettre, au lieu de : des *intestins*, des lymphatiques hépatiques; et au lieu de : des substances *organiques*, des substances albumineuses.

Plus loin (*Op. cit.* page 72), vient l'énumération de la quantité de bile que différents animaux, y compris l'homme, sécrètent par jour.

Notons, en passant, que cette énumération est nécessairement fautive en moins, puisqu'on n'a évidemment tenu compte que de la bile trouvée dans les conduits hépatiques et le réservoir cystique.

Jusqu'ici l'auteur s'était servi seulement de l'absence de la bile dans les excréments pour montrer que ce produit n'est pas excrémentitiel.

Il aborde ailleurs la question même du retour de la bile dans la circulation, et, à cet égard, il n'est pas moins explicite.

« Pendant la digestion, dit-il, la soude et tous les « principes de la bile qui n'ont pas perdu leur solu- « bilité retournent dans l'organisme.» (*Op.cit.* page 72.)

Dans un passage qui précède la phrase que nous venons de citer, l'auteur, énumérant les modifications qu'éprouvent les combinaisons protéiques du sang en

traversant les reins et le foie, s'exprime ainsi : « Ceux
« (les nouveaux produits), au contraire, où le car-
« bone reste fixé, se rendent, sous la forme d'une
« combinaison de soude soluble à l'eau en toutes pro-
« portions, dans la vésicule biliaire, pour être trans-
« porté ensuite dans le duodénum et s'y mélanger avec
« la pâte chymeuse.

« Toutes les parties de la bile qui ne perdent pas
« leur solubilité par l'effet de la digestion se conser-
« vent donc dans un état d'extrême division, et s'en
« retournent dans l'organisme pendant que de nou-
« veaux aliments se digèrent.

« La soude et tous les principes carbonés de la bile
« non précipitables par les acides faibles conservent la
« faculté d'être résorbés par les vaisseaux lymphati-
« ques de l'intestin grêle et du gros intestin. Cette
« faculté de résorption peut se prouver d'une manière
« directe au moyen d'un lavement chargé de bile. On
« voit, par cette expérience, que la bile disparait dans
« le rectum avec la partie liquide. » (*Op. cit.* page 67.)

Ainsi qu'on le voit, le fait de l'absorption biliaire,
envisagée d'une manière générale, ne fait aucun doute
pour Liebig, ainsi qu'il le dit, et l'appuie de résultats
concluants. Il va même jusqu'à désigner le genre de
vaisseaux qui opèrent habituellement cette absorption ;
seulement, mu par cette idée dominante et générale à

notre époque , que le rôle de la bile ne peut être ailleurs que dans l'intestin, il mentionne , parmi les vaisseaux chargés de cette absorption , les lymphatiques intestinaux.

En ceci, Liebig commet une double erreur, erreur bien excusable au point où en sont les connaissances d'aujourd'hui touchant l'absorption biliaire.

D'abord la bile intestinale ne saurait , cela est sûr , être absorbée par les lymphatiques intestinaux , mais bien plutôt par la veine-porte qui la ramène au foie.

Ensuite, ce sont les lymphatiques hépatiques qui opèrent l'absorption biliaire , ainsi que cela résulte des considérations que nous avons présentées plus haut et de celles qui vont suivre.

Il nous reste à rechercher quelle est l'utilité médiate probable de l'absorption biliaire au sein du foie.

Nous disons utilité médiate , parce qu'en effet cette utilité ne saurait être rapportée à la présence de la bile seule, puisqu'on sait, à n'en pas douter, que la bile ne remplit directement par elle-même aucun acte de réparation auprès des organes. Il suit de là que l'utilité de l'absorption biliaire au sein du foie ne peut être que médiate et relative au rôle que remplit ce produit à l'égard de certaine autre substance dont l'absorption par les lymphatiques du foie et le passage dans la circulation sont de toute nécessité pour la réparation des organes.

C'est là ce que nous allons tâcher d'éclaircir par la proposition suivante et dernière.

c. La bile possède par sa constitution chimique la plus grande facilité à se mélanger avec l'albumine. Ce mélange, qui a principalement lieu au sein du foie, a pour but de dissoudre l'albumine en vue de son absorption par les lymphatiques hépatiques.

Nous venons de voir que la bile afflue dans le foie, au sein duquel elle est absorbée en grande partie par les lymphatiques de cet organe.

Nous avons vu, autre part, que l'albumine se rend en totalité au foie, où elle est pareillement absorbée par les lymphatiques hépatiques.

Nul doute, par conséquent, que le mélange de bile et d'albumine dont nous parlons dans la proposition ci-dessus (mélange qui peut sans doute avoir lieu ailleurs, comme dans l'intestin, par exemple) ne puisse se réaliser d'une manière beaucoup plus large et surtout plus définitive dans l'organe hépatique.

Ces préliminaires écartés, le seul point qui nous reste à examiner est celui qui, dans la proposition ci-dessus, se rapporte à la propriété qu'a la bile de se mélanger avec l'albumine en vue de l'absorption de cette dernière par les lymphatiques hépatiques.

4

Il est une loi de physiologie organique qui, nous le croyons, souffre peu d'exceptions: c'est que toutes les substances destinées à remplir auprès des organes une mission réparatrice directe, et devant par cela même passer dans la circulation générale par la voie des lymphatiques (*V. plus haut*) ont besoin d'être préparées au préalable au sein d'organes et à l'aide de liqueurs composées *ad hoc*.

Cette loi, qui trouve sa confirmation auprès de toutes les substances alimentaires parvenues dans l'intestin et du ressort de l'absorption lymphatique intestinale ou chylifère, on comprendrait difficilement qu'elle ne s'étendît pas de même aux substances alimentaires que nous avons vues être du ressort spécial de l'absorption lymphatique hépatique.

L'albumine, suivant toute probabilité, a donc une modification préparatoire particulière à recevoir au sein du foie, et cela de la part d'une liqueur sécrétée *ad hoc*.

Nous allons voir que cette liqueur préparante n'est autre que la bile, dont nous savons que les contacts avec l'albumine au sein du foie sont incessants et obligés.

Les faits dont il nous reste à parler, concernant la bile et l'albumine, sont chimiques et résultent de recherches qui nous appartiennent.

Rappelons qu'il s'agissait beaucoup moins ici d'étudier la bile et l'albumine séparément et pour elles-mêmes, qu'au point de vue des rapports probables qui existent entre ces deux substances.

A cet égard, un des premiers points qui devait attirer notre attention, est celui que nous avons énoncé en tête de notre présente proposition, à savoir : que la bile possède par sa constitution chimique la plus grande facilité à se mélanger avec l'albumine.

Ce résultat tout simple, puisqu'il n'est que la conséquence naturelle, ainsi que nous le dirons tout à l'heure, de l'état chimique dans lequel se trouve chacune des deux substances n'en était pas moins fort remarquable.

Ajoutons que nous avions été conduit en partie à constater ce résultat par la lecture de certain passage de la chimie de Berzélius, où il est dit : « Il devient de « plus en plus vraisemblable que la composition de la « bile est plus simple qu'il ne parait découler des ré- « sultats analytiques ; qu'*elle contient les substances* « *albumineuses du sang, mais dissoutes dans la même* « *eau*, offrant, à la vérité, un changement essentiel et « mélés avec les sels d'origine inorganique qui exis- « tent dans le sang. » (*Traité de Chimie*, par Berzé- lius, t. VII, page 181.)

Ce passage, dont nous avons souligné ce qui est relatif à notre sujet, signale positivement, comme on le
voit, la propriété que pourrait avoir la bile de dissoudre
l'albumine.

Si on verse dans un verre parties égales d'albumine
d'œuf et de bile ordinaire, cette dernière surnage d'a-
bord, et les deux liquides tranchent on ne peut plus
distinctement l'un sur l'autre.

Vient-on avec une baguette de verre à agiter vivement
le tout, peu à peu le mélange s'opère et ne tarde pas
d'être complet. Le liquide total, véritable solution bilieuse d'albumine, est entièrement transparent; sa couleur est celle de la bile ordinaire, il en a la viscosité et
l'amertume; bref, on ne saurait au simple coup-d'œil
le distinguer d'une portion de bile pure.

La solution bilieuse d'albumine, préparée comme
nous venons de le dire, de même que chacun de ses
composés pris séparément, se mélange à l'eau en toutes
proportions.

Etendue d'une grande quantité d'eau, cette solution,
toujours d'une transparence parfaite, est de couleur
jaune ambrée, très-légèrement lactescente. En cet état,
on croirait avoir sous les yeux le sérum du sang ou
encore la portion liquide de la lymphe. De plus, et
ceci achève le rapprochement de cette solution avec les
deux derniers produits que nous venons de citer, les

acides ou la chaleur déterminent dans la première un abondant précipité d'albumine coagulée (1).

Voilà pour les caractères de la solution bilieuse d'albumine telle que nous l'avions réalisée dans le principe.

En réfléchissant plus au long sur les circonstances de cette expérience, on ne tarde pas de s'apercevoir qu'elle ne démontre pas précisément et sans réplique le pouvoir dissolvant de la bile sur l'albumine.

Elle établit seulement un fait qu'il était d'ailleurs

---

(1) Nous disons : Un abondant précipité d'albumine *coagulée*. C'est que l'albumine précipitée existe, en effet, sous deux états fort distincts, et qui, quoique connus, nous paraissent avoir été insuffisamment distingués dans les livres, dans ceux au moins que nous avons consultés.

Le premier état, ou coagulation proprement dite, est celui qui résulte de l'action des acides sur l'albumine traitée par les procédés ordinaires.

Le second état, celui qui mériterait d'être nommé *précipitation simple* ou *lente*, est celui qui résulte encore de l'action des acides sur l'albumine, mais traitée par un procédé particulier dont nous parlerons plus loin.

Ce qui justifie la distinction que nous établissons entre ces deux états de l'albumine, c'est que tandis que la bile ordinaire est sans action dissolvante sensible sur le premier, elle dissout, au contraire, très-complétement le second, ainsi que nous nous en sommes assuré. (*V. plus loin.*)

facile de prévoir, c'est que la bile ne détruit pas l'état de solubilité de l'albumine.

L'albumine employée par nous dans cette expérience, l'albumine d'œuf, était en effet déjà à l'état de dissolution, grâce à l'alcali libre qu'elle retient naturellement, comme on sait. D'autre part, la bile étant un composé organique à base de soude (Liebig, *Op. cit.*) et, de plus, légèrement alcalin, il suit que cette dernière ne pouvait, en réalité, que fortifier, sinon augmenter l'état de dissolution de la première.

Pour juger du pouvoir réellement dissolvant ou non de la bile sur l'albumine, il importait de rétablir au préalable celle-ci à l'état dit de pureté ou tout au moins d'isolement de son alcali.

On sait qu'on obtient l'albumine isolée de son alcali en versant avec lenteur et jusqu'à saturation exacte un acide dans l'albumine d'œuf étendue de beaucoup d'eau et filtrée.

Au bout de quelques heures, l'albumine se précipite sous forme de flocons diaphanes et gélatineux.

Ainsi obtenue, l'albumine présente, entre autres caractères, ceux d'être peu soluble dans l'eau pure et d'être très-soluble, au contraire, dans les lessives alcalines les plus faibles. (Liebig, *Traité de Chimie organique*, t. III, page 255.)

Avec ces caractères, il devenait excessivement probable qu'une telle albumine, mélangée à de la bile, s'y dissoudrait aussi d'une manière complète.

C'est en effet là ce que l'expérience nous a démontré.

Si on mélange de l'albumine fraîchement précipitée par le procédé ci-dessus et étendue d'un peu d'eau, avec un tiers en volume de bile fraîche, aussi étendue d'eau, immédiatement la dissolution s'opère, et la liqueur, si on l'étend d'une quantité d'eau suffisante, devient parfaitement transparente avec la teinte légèrement opaline ou jaune ambré que nous avons signalée ci-dessus comme analogue à la coloration du sérum ordinaire ou encore à celle du petit-lait non clarifié (1).

---

(1) Indépendamment de l'action dissolvante que la bile exerce sur l'albumine et qu'elle doit à son état d'alcalinité, la bile en exerce une autre qui nous paraît pouvoir être comparée à une sorte d'action émulsive ou de mélange de l'albumine dans l'eau.

Pour constater nettement cette seconde action, il faut faire agir la bile et l'albumine un peu concentrées.

C'est ainsi que dans une eau fortement albumineuse et dans laquelle l'albumine, précipitée au préalable comme dessus, mais non coagulée, se trouve en flocons gélatineux et amorphes. Si on y ajoute un tiers environ de bile fraîche non étendue d'eau, le liquide agité prend immédiatement l'aspect blanc laiteux. En examinant ce liquide, on reconnaît que l'albumine, tout à l'heure en flocons irréguliers et distincts, s'y trouve maintenant parfaitement divisée et non apercevable, tellement que la solution est dans toutes ses parties d'une homogénéité complète.

Cette expérience, que nous avons répétée un grand nombre de

D'après cela, comment douter du pouvoir dissolvant de la bile sur l'albumine ?

Cette dernière expérience n'est autre, si nous ne nous trompons, que la reproduction plus ou moins exacte de l'action intime qu'exerce la bile du foie sur l'albumine de la digestion.

Pour comprendre tout de suite la portée réelle de cette expérience, il faut réfléchir au préalable à l'état

---

fois et toujours avec un résultat identique, démontre clairement, à notre avis, que la bile, indépendamment du pouvoir dissolvant ci-dessus et peut-être à cause de ce pouvoir, exerce sur l'albumine en suspension dans l'eau une autre action qu'on peut comparer, sauf la différence des actions chimiques, à l'action émulsive que le suc pancréatique, par exemple, exerce sur la graisse.

Dans l'un et l'autre cas, en effet, le résultat de cette action est de répartir uniformément dans l'eau, et en vue très-certainement des absorptions lymphatiques respectives, l'albumine d'une part, la graisse de l'autre.

S'il était établi plus tard que les deux propriétés que nous venons de reconnaître à la bile à l'égard de l'albumine, à savoir : la propriété émulsive ou de mélange, et la propriété dissolvante ou d'alcalinisation, sont distinctes l'une de l'autre et émanent d'éléments biliaires distincts, on pourrait dès lors poser en principe que la première propriété est relative à l'absorption lymphatique de l'albumine, et la seconde à sa circulation dans le système.

Pour nous, et jusqu'à ce que de nouvelles recherches aient résolu cette question dans un sens ou dans l'autre, nous admettrons que de la propriété alcalinisante bien positive de la bile sur l'albumine dépendent les deux résultats à la fois.

chimique ordinaire de l'albumine , état qu'on peut appeler: la *constitution chimique obligée* de cette substance au sein des liquides vivants.

Il faut se ressouvenir ensuite de l'état chimique qu'on sait être propre à la bile.

Quant à l'albumine , qu'on examine le blanc d'œuf, le sérum du sang , la lymphe, tous les liquides en un mot renfermant de l'albumine et destinés à la réparation des organes , on reconnaît que celle-ci s'y trouve constamment en présence d'un alcali libre , condition *sine quâ non* de sa solubilité et, par suite, de sa circulation au sein des liquides réparateurs.

Enlevez à cette albumine son alcali libre naturel , comme dans l'expérience précitée, l'albumine se précipitera en grumeaux amorphes ; restituez à l'albumine son alcali libre, et , dissoute de nouveau , elle pourra recommencer à circuler librement comme avant sa précipitation.

En ce qui concerne l'organisme humain en particulier, il était sans contredit de la plus haute importance que l'albumine ingérée pendant la digestion et destinée à circuler plus tard au sein des liquides réparateurs, conservât son alcali libre naturel, ou tout au moins pût récupérer cet alcali au cas où celui-ci se fût perdu pendant la durée des actions digestives.

Un fait certain, c'est que l'albumine ingérée, en possession ou non de son alcali libre, se retrouve plus tard pourvue de ce dernier au sein de toutes les liqueurs réparatrices qui la contiennent.

Dès lors, on peut se demander quel est dans l'organisme l'organe et la liqueur à qui la nature a confié le le soin d'*alcaliniser* sûrement et toujours l'albumine digestive?

Cet organe, dirons-nous, c'est le *foie;* la liqueur alcalinisante, c'est la *bile*.

N'avons-nous pas vu en effet que le foie est le point de rendez-vous obligé de l'albumine digestive? N'avons-nous pas établi ensuite que là, et au moment de subir l'action absorbante des lymphatiques hépatiques, l'albumine se trouvait nécessairement en contact avec la bile, c'est-à-dire avec un corps en possession d'un alcali légèrement en excès, mais constant?

Or, à quoi servirait ce contact, sinon à mélanger l'une avec l'autre ces deux substances, de telle façon que la première pût toujours emprunter à la seconde l'alcali libre qui seul peut lui permettre d'être absorbée par les lymphatiques et de circuler.

Resterait à savoir si dans ce mélange intime de l'albumine et de la bile au sein du foie, la bile ne fait que céder son alcali en excès à l'albumine, ou bien si elle pénètre plus ou moins en totalité, mélangée avec cette dernière dans la circulation lymphatique du foie.

Sans vouloir décider cette question (quoique à la vérité ce que nous avons exposé précédemment touchant l'absorption biliaire hépatique nous paraisse suffisant pour faire pencher vers la seconde opinion), toujours est-il qu'on peut dire que par son alcali, tout au moins , la bile pénètre très-certainement avec l'albumine dans la circulation lymphatique , et que c'est en cette alcanisation albumineuse que gît le rôle vraiment important de la bile sur l'albumine digestive (**1**).

Ainsi se trouve démontrée et complétée l'analogie de fonctions que nous avions reconnue théoriquement (*V. plus haut et notre brochure cit.*) entre l'intestin et le foie, à savoir : que chacun d'eux , dans sa nature respective, l'un d'organe de nutrition, l'autre d'organe de sécrétion, prépare et pourvoit , à un titre égal , aux matériaux réparateurs de son ressort.

C'est-à-dire que de même que le premier possède à cet effet : un conducteur préalable des matériaux (l'estomac), des sucs intestinaux préparants , puis enfin

---

(1) C'est ici en particulier que nos recherches concordent de tous points avec celles de Liebig, relatives au retour de la soude biliaire dans la circulation. (*V. plus haut.*)

des absorbants digestifs (chylifères); de même le second se trouve pourvu d'un conducteur secondaire et
préalable des matériaux alimentaires (veine-porte),
d'un suc hépatique préparant (la bile), enfin de vaisseaux absorbants digestifs (lymphatiques du foie).

Désormais le foie devra donc quitter le rang subal-
terne où la physiologie l'avait relégué en le nommant
organe *annexe* de la digestion, pour prendre celui d'organe *associé* de la digestion.

Désormais la bile, taxée d'*inutile* à la digestion,
devra donc être regardée comme *indispensable* à cette
opération organique.

Pour compléter la démonstration du rôle de dissolvant alcalin que la bile exerce sur l'albumine digestive,
nous allons terminer par les quelques faits pathologiques suivants, qui nous paraissent venir indirectement
à l'appui de ce rôle.

La bile est alcaline et agit sur l'albumine, avons-
nous dit, en vertu de son alcalinité.

Supposons, chose très-acceptable, que pour une
cause ou pour une autre, le degré d'alcalinité propre
à la bile et dont l'albumine a besoin pour circuler librement au sein des organes vienne à être diminué?

En même temps que cette diminution d'alcalinité

biliaire aura lieu, l'albumine, ne trouvant plus à emprunter à sa source ordinaire suffisamment d'alcali libre, sa solubilité, seulement diminuée au sein de la circulation générale, pourra fort bien être devenue nulle au sein de la circulation organisatrice.

En cet état, que lui arrivera-t-il?

Il arrivera à l'albumine ce qui lui arrivait dans notre éprouvette lorsque nous l'avions neutralisée, c'est-à-dire qu'elle se déposera en grumeaux amorphes interposés dans les interstices des tissus et cavités sécrétoires. Ces dépôts albumineux s'incrusteront plus tard de sels dont la composition variera suivant le siége, finalement, ce seront des *tophus*.

Tout autant de temps que le défaut d'alcalinité biliaire persévèrera, les tophus ne feront, bien entendu, que multiplier et s'accroître.

Vienne une médication qui apporte momentanément dans la circulation hépatique l'alcali qui manque à la bile pour dissoudre suffisamment l'albumine, et celle-ci circulant d'une manière normale, les concrétions tophacées cesseront de croître. On comprend qu'elles pourront même, par l'effet de cette médication, disparaître en partie, sauf à reparaître plus tard si la médication cesse et que l'altération biliaire persiste.

Est-il nécessaire de faire remarquer que c'est là encore un groupe d'affections dont le point de départ devra être cherché dans le foie et dans la bile du foie, en tant que l'insuffisance d'action alcaline exercée normalement par la bile sur l'albumine l'explique théoriquement (1)?

Passons à un autre genre d'affection dans lequel il y a cessation absolue de sécrétion biliaire.

Dans cette affection, la cessation fonctionnelle dont nous parlons n'est point particulière à la bile; elle s'étend momentanément en outre et au même degré à toutes les fonctions soit nutritives, sécrétoires et autres, parce que la fonction qui les domine toutes, à savoir : la circulation artérielle, se trouve elle-même primitivement déprimée et comme anéantie.

En pareil cas, il est à propos de noter que les circulations veineuse et surtout lymphatique qui n'éprouvent que par contre-coup l'arrêt circulatoire artériel persistent pendant un certain temps jusqu'à ce que la réplétion veineuse soit devenue excessive.

C'est surtout du côté du système veineux abdominal

---

(1) Il serait nécessaire, dans le but de confirmer expérimentalement le rôle que nous assignons à la bile, d'examiner si la bile chez les *goutteux* est moins alcaline qu'à l'état sain.

et en particulier du côté du foie que l'ampleur des vaisseaux de cette région rendra la réplétion marquée.

Une énorme quantité de sérum et par suite d'albumine débouchera donc au sein du foie. Là, cette dernière ne trouvant pas d'issue, refluera dans l'intestin par la veine-porte, peut-être même aussi par les conduits hépatiques et cholédoque; de plus, n'ayant pas rencontré dans le foie la bile nécessaire à son maintien à l'état de dissolution elle se précipitera à l'état de grumeaux de volume variable, lesquels seront aussitôt rejetés partie par les selles, partie par les vomissements, etc.

Telle est, suivant nous, l'origine des vomissements *grains de riz*, bien évidemment albumineux qui forment un des caractères de l'affection nommée *Choléra*.

Ces évacuations riziformes sont surtout abondantes dans les cas de Choléra intense, parce que c'est dans semblables cas que la sécrétion biliaire fait le plus complétement défaut à l'albumine du sérum.

Ce qui achève de fortifier cette manière de voir, c'est que c'est lorsque les vomissements et les évacuations alvines redeviennent bilieuses (signe aussi certain que rassurant du retour des fonctions sécrétoires) que les évacuations riziformes tendent de plus en plus à disparaître.

Ici se termine ce que nous nous étions proposé d'exposer touchant le temps de la digestion que nous pouvons désormais nommer *hépatique*, et qui se rapporte au rôle que la bile exerce au sein du foie sur l'albumine des aliments en vue de l'absorption de cette dernière par les lymphatiques dudit organe.

Mais la bile, nous l'avons dit, ne borne pas son intervention à l'intérieur du foie ; elle intervient en outre au sein de l'intestin. (*V. en tête de ce chapitre.*)

C'est même là, à proprement parler, le seul point de l'organisme où les usages de la bile soient aujourd'hui officiellement reconnus.

Ce qui précède montre *à priori* que ces seconds usages de la bile, quels qu'ils puissent être d'ailleurs, ne sauraient égaler l'importance des premiers. C'est là aussi ce que l'expérience confirme, ainsi que nous allons tâcher de le faire ressortir du court examen suivant.

Et d'abord, remarquons que le rôle que nous avons reconnu à la bile au sein du foie, il n'y a aucun motif pour que ce même rôle ne puisse être étendu à la bile qui coule dans l'intestin.

De cette façon, la bile commencerait dans l'intestin la dissolution de l'albumine, et compléterait ensuite cette dissolution dans le foie.

Ce premier rôle de la bile sur l'albumine, s'il a lieu dans de certaines limites à l'état ordinaire, comme nous sommes assez disposé à le croire, n'est pas à beaucoup près indispensable à la digestion ; et la meilleure preuve qu'on puisse en donner se trouve fournie sans contredit par l'expérience de M. Blondlot (*V. Gazette médicale de Paris*, 1851, *loc. cit.*) rappelée plus haut.

Cette expérience prouve en effet, sans conteste possible, que la digestion n'est nullement entravée alors même qu'on prive l'intestin de la totalité des biles hépatique et cystique.

Remarquez que nous venons de dire : des biles hépatique et cystique.

Cette restriction, les recherches qui précèdent la motivent et la justifient.

Elles font voir que ce serait une erreur très-grave que celle qui consisterait à vouloir conclure de l'inutilité bien avérée des biles que nous venons de nommer, à l'inutilité de la bile dans la digestion absolument parlant. Car en concluant de cette manière, on sauterait à pieds joints, pour ainsi dire, la totalité du rôle de la bile au sein du foie. On négligerait, en d'autres termes, l'opération digestive que nous avons nommée *hépatique* et qui entre pour une bonne moitié (cela est maintenant hors de doute) dans la somme totale des actes de la digestion.

A part cette restriction importante, l'expérience précédente, nous le répétons, établit sans réplique possible l'inutilité pour la digestion des biles hépatique et cystique.

Si l'on joint à cela la blancheur des matières fécales rendues par l'animal de l'expérience (*V. loc. cit.*), cela démontre, en outre, qu'à l'état naturel, les biles hépatique et cystique sont en grande partie destinées à être évacuées au dehors.

Ce dernier résultat, à savoir : le rôle presque entièrement excrémentitiel des biles hépatique et cystique, loin de contrarier les vues que nous avons développées ci-dessus touchant le rôle de la bile, concorde très-bien avec elles, si même il ne les confirme.

Qu'y a-t-il d'étonnant, en effet, que la totalité de la bile sécrétée par le foie ne soit pas employée par lui à digérer les matériaux de son ressort, et que l'excédant de cette bile, plus le résidu provenant des actions hépatiques bilio-albumineuses (résidu par conséquent inutile à la digestion hépatique) soient évacués provisoirement dans les conduits hépatiques et le réservoir cystique, en attendant de l'être définitivement par l'intestin.

On pourrait se demander cependant, ainsi que l'objectait le grand Haller, pourquoi dans cette hypothèse, l'excédant et le résidu biliaires se rendent dans la portion supérieure de l'intestin au lieu d'en gagner les portions terminales?

Sans prétendre donner en entier la clef de cette disposition, objet de tant de controverses, il nous semble cependant que le rôle même que nous avons reconnu plus haut à la bile, pourrait l'éclairer en partie.

Ne peut-on pas penser (comme l'attestent d'ailleurs les recherches chimiques sur la bile) que la bile dont le contact avec l'albumine dans le foie a été si intime, ne retienne, pour la portion qui se rend dans les conduits hépatiques et le réservoir cystique, une portion d'albumine plus ou moins notable?

Ne peut-on pas penser ensuite, eu égard au rôle capital que remplit l'albumine dans l'organisme, que la nature n'ayant pas voulu évacuer en pure perte cette portion d'albumine, ait imposé à l'excédant biliaire l'obligation de repasser par l'intestin, et le *plus haut possible,* afin que les radicules de la veine-porte puissent retourner aux lymphatiques du foie la totalité de l'excédant d'albumine échappé à leur absorption?

De cette façon, les conduits hépatiques et cystique seraient tout à la fois des évacuants de la bile excrémentitielle, et en même temps des instruments d'économie de l'albumine de la digestion, voire même de la bile en excès ou combinée déjà à l'albumine digestive.

PUBLICATIONS DU MÊME AUTEUR.

De la Fièvre pernicieuse chez les enfants à la mamelle et particulièrement à l'époque de la première dentition. Broch. in-8. Alger, 1848. Chez M. Savy, libraire à Lyon.

Du Mal de Mer ; recherches théoriques et pratiques sur ses causes, sa nature et son traitement, ainsi que sur les rapports qui existent entre ce mal et le choléra, la fièvre jaune, la peste, etc. 1 vol. in-8. Lyon, 1850. Chez MM. J.-B. Baillière et Germer-Baillière à Paris ; et chez M. Savy à Lyon.

Sulfate de Quinine (Considérations sur le mode d'action et les propriétés curatives générales du) Publié dans la *Gazette médicale* de Paris, n° 3, 1850.

La Nutrition et la Sécrétion (Recherches sur) étudiées dans la rate et le foie, puis par extension dans le reste de l'organisme. Broch. in-8. Lyon, 1850. Chez MM. J.-B. Baillière et Germer-Baillière à Paris, et M. Savy à Lyon.

Des Constitutions miasmatiques de la ville d'Alger. Mars 1850.

De la Fièvre de Quinquina ; remarques venant à l'appui de l'opinion qui fait du sulfate de quinine un mutateur thérapeutique de la prédisposition subjective. Janvier 1851.

Nota. Ces deux derniers travaux sont depuis longtemps à l'état de manuscrit, entre les mains de M. le Rédacteur en chef de la *Gazette médicale de Paris.*

9 782014 465129